AF464652

NOTES

SUR

L'ANATOMIE COMPARÉE

DU SYSTÈME NERVEUX

PAR

A. BAZIN

professeur de physiologie animale et de zoologie à la Faculté des Sciences de Bordeaux
président honoraire de la Société Linnéenne, membre de la Société impériale de Médecine
médecin en chef de l'Asile d'Aliénées, etc.

BORDEAUX

UILHOU, IMPRIMEUR DE LA SOCIÉTÉ DES SCIENCES PHYSIQUES ET NATURELLES
ancien hôtel de l'Archevêché (entrée rue Guiraude, 11)

1861

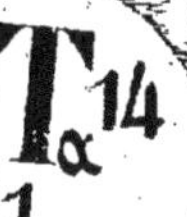

NOTES

SUR

L'ANATOMIE COMPARÉE

DU SYSTÈME NERVEUX

PAR

A. BAZIN

professeur de physiologie animale et de zoologie à la Faculté des Sciences de Bordeaux
président honoraire de la Société Linnéenne, membre de la Société impériale de Médecine
médecin en chef de l'Asile d'Aliénées, etc.

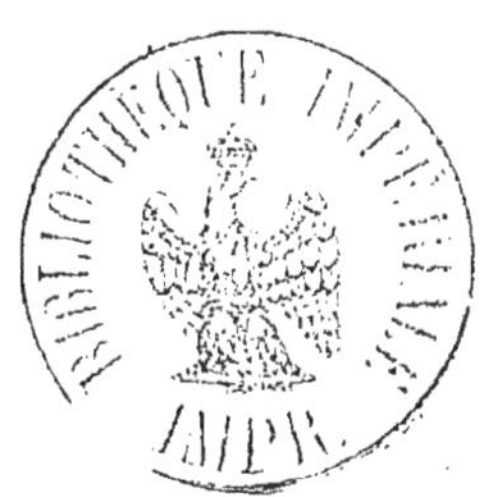

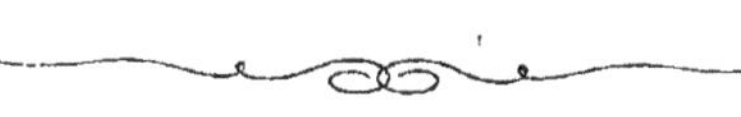

BORDEAUX

G. GOUNOUILHOU, IMPRIMEUR DE LA SOCIÉTÉ DES SCIENCES PHYSIQUES ET NATURELLES

ancien hôtel de l'Archevêché (entrée rue Guiraude, 11)

1861

NOTES

SUR

L'ANATOMIE COMPARÉE

DU SYSTÈME NERVEUX

L'intérêt que, depuis si longtemps, les recherches sur l'anatomie du système nerveux n'ont cessé d'inspirer, me fait espérer que les anatomistes liront les notes que je publie : 1° sur la cinquième paire de l'éléphant; 2° sur le système nerveux de la région cervicale et sur le grand sympathique de l'ornithorhinque; 3° sur le grand sympathique du marsouin.

Note sur la cinquième paire de l'éléphant des Indes (*Elephas indicus*).

« Dans l'éléphant, l'ophthalmique et le maxillaire supérieur ont de très-grandes proportions, » dit Cuvier (1). Je vais ajouter quelques détails à ce que nous apprend le grand anatomiste.

L'individu dont il m'a été permis d'étudier une petite partie du système nerveux et la structure des organes respiratoires était un mâle qui vivait depuis longtemps au Muséum d'histoire naturelle. Il mourut en mai 1837 d'une cérébrite chronique ou ramollissement du cerveau.

L'ouverture du crâne ne me fut permise que plusieurs jours après la mort; le cerveau était en bouillie. Je ne pus étudier qu'une petite portion de son système nerveux.

(1) Cuvier, *Anat. comp.*, 2e édition, t. III, p. 198.

Le volume de la cinquième paire me parut extraordinaire : je l'étudiai de mon mieux, et j'en fis un dessin où l'ignorance de l'art ne se fait que trop sentir, mais qui est exact quant aux dimensions et aux connexions des objets.

Le tronc de la cinquième paire ou nerf trifacial, à peu de distance de l'encéphale ou avant de se diviser en branche ophthalmo-nasale, en maxillaire supérieur et en maxillaire inférieur, a *5 centimètres* de largeur (nº 1); on remarque dans l'épaisseur du tronc nerveux un amas de substance ganglionnaire ou grise (nº 8), de forme elliptique; on en voit sortir un grand nombre de filets nerveux qui se perdent dans l'épaisseur même du tronc nerveux. Ces nerfs appartiennent-ils au système nerveux ganglionnaire? D'autres filets se rendent dans le nerf maxillaire supérieur et dans le nerf maxillaire inférieur. D'autres ganglions ou amas de substance grise se voient à l'origine du nerf lingual et du nerf maxillaire inférieur (nºs 9, 6 et 7). Le ganglion nº 10 offre une grande analogie avec le ganglion otique d'Arnold. Il donne de nombreux filets nerveux à l'artère carotide externe.

La première branche (nº 2) ne reçoit pas de filets du ganglion (nº 8); le maxillaire supérieur (nº 3), destiné à animer la face, la trompe et les bulbes dentaires, reçoit des filets ganglionnaires, mais en proportion moindre que le maxillaire inférieur (nº 4).

On sait que le nerf de la cinquième paire de tous les vertébrés présente, immédiatement après sa sortie de l'encéphale, un renflement ganglionnaire, dit *ganglion de Gaser;* mais je ne crois pas que la masse de substance grise que j'ai trouvée dans l'épaisseur du tronc du trifacial de l'éléphant doive être considérée comme l'analogue de ce ganglion.

Note sur l'ornithorhinque (*Ornithorhincus Paradoxos*).

Meckel et Owen nous ont fait connaître l'anatomie de l'ornithorhinque et de l'échidné. Le premier a décrit le cerveau et les nerfs céphaliques des monotrêmes, leurs organes des sens et leur appareil locomoteur; nous devons au dernier la description de leur appareil reproducteur.

Un fait a frappé tous les anatomistes qui ont eu l'occasion d'étudier l'ornithorhinque : c'est le développement de son système nerveux. Le cerveau des monotrêmes ressemble singulièrement à celui des marsupiaux, où le corps calleux et la voûte se confondent en grande partie, d'après Owen.

Ayant pu étudier les nerfs de la région cervicale d'un ornithorhinque qui avait servi aux recherches de Cuvier, je crois utile de faire connaître quelques détails que je n'ai pas trouvés dans les ouvrages dont je puis disposer.

Le conduit auditif externe (CA) qui vient s'ouvrir sous la peau en forme de pavillon de trompe, a près de six centimètres de longueur depuis son orifice externe jusqu'à la membrane du tympan.

La sensibilité des lèvres ou de la membrane qui tapisse la face interne des lèvres, ainsi que celle des tubercules que présente le bord du bec inférieur, doit être très-grande, si l'on en juge par la richesse des plexus nerveux formés par les nerfs maxillaires supérieur et inférieur.

Un muscle particulier, le maxillo-labial met en mouvement la lèvre inférieure (ML).

Le pneumo-gastrique, l'hypoglosse et le grand sympathique de l'ornithorhinque sont volumineux et fournissent un plus grand nombre de filets que dans les autres mammifères. (*V.* Pl. II et III.)

Le pneumo-gastrique (1, Pl. III) fournit à la glotte un rameau laryngé supérieur volumineux; il donne immédiatement après quatre filets courts au grand sympathique [1]; sur le quatrième se trouve un petit ganglion d'où naît un filet qui se rend à la partie inférieure du larynx. Le pneumo-gastrique envoie ensuite plusieurs filets au plexus cardiaque antérieur, parcourt la région cervicale, traverse obliquement le ganglion cervical inférieur (Pl. II), se divise pour donner le nerf récurrent de la convexité duquel se détachent six filets qui vont se rendre au plexus cardiaque [2]. — Le

[1] Le graveur n'a figuré que deux de ces filets, et a omis le petit ganglion qui se trouve à la bifurcation du deuxième filet figuré sur notre dessin II.

[2] Dans la planche III, on voit que le pneumo-gastrique ne passe plus sur le ganglion cervical (13), et que les filets qui me paraissaient provenir de la convexité du nerf récurrent (2) pour se rendre au plexus cardiaque, proviennent directement du ganglion. Les dessins sont exacts; seulement, celui de la planche III a été dessiné à la loupe, ce qui m'a permis de corriger une erreur, et le pneumo-gastrique a été porté en dehors du ganglion.

nerf récurrent remonte en longeant la carotide primitive et la trachée à laquelle il fournit des nerfs ; puis un de ses filets se rend au larynx comme dans les autres mammifères.

Il ne m'a pas été permis de suivre le pneumo-gastrique plus loin.

L'hypoglosse ne présente rien de remarquable.—La portion cervicale du grand sympathique est libre. Il ne m'a pas été permis de faire la préparation nécessaire pour voir le ganglion supérieur. Le faisceau nerveux qui en sort passe en arrière du rameau lingual de l'hypoglosse et forme, dans ce point, un petit ganglion (Pl. II); plus loin, il donne un filet qui s'unit à une branche du nerf récurrent, puis deux filets qui se réunissent pour se rendre au plexus cardiaque.—Enfin, ce dont je ne connais pas d'exemple, le grand sympathique avant de pénétrer dans le ganglion cervical inférieur, se divise en trois rameaux qui entrent dans le ganglion par son bord supérieur et externe (13, 14, 15); ce ganglion, dont les dimensions sont considérables eu égard à la taille de l'animal (douze millimètres de long sur quatre millimètres de large), donne, par son côté interne, huit filets nerveux au tronc innominé et au plexus cardiaque (18, 19, 20, 21, Pl. III); son extrémité inférieure en fournit deux au plexus cardiaque; un troisième se rend au premier ganglion thoracique (16, Pl. III) ; le côté externe donne un seul filet à l'artère omoïde (17).

Le plexus cardiaque présente un petit ganglion sur la veine cave supérieure (30'), tout près de son confluent avec la veine cave inférieure.

Le poumon droit a cinq lobes.

Il m'a été impossible de continuer cette étude.

Note sur le système nerveux, et particulièrement sur le grand sympathique du marsouin (*D. Phocæna*).

E. H. Weber, après avoir nommé les divers ordres de mammifères dont il avait étudié le grand sympathique, s'exprimait ainsi, dans son Mémoire publié en 1817, sur cette partie de l'anatomie du système nerveux : « Il reste encore un ordre de mammifères » qui, à ma connaissance, n'a été étudié sous ce rapport, par au-

» cun anatomiste : c'est celui des cétacés, dont je désirerais sur» tout connaître le sympathique (1). »

W. Rapp, professeur d'anatomie à Tubingue, dit que l'on manque de renseignements sur la distribution des nerfs spinaux des cétacés et que leur système ganglionnaire n'a pas encore été étudié (2).

Les éditeurs de la seconde édition de l'anatomie comparée de Cuvier, ont décrit le grand sympathique d'après des recherches faites sur le *loup,* le *raton,* le *porc-épic,* le *mouton* et le *veau* (3).

M. le professeur Esschricht, qui publie en ce moment une monographie des cétacés, va sans doute combler la lacune signalée par Weber et Rapp; mais j'ai pu m'assurer, il y a environ deux ans, qu'il ne l'avait pas encore fait, puisqu'il me demandait un dessin où se trouvent tous les détails de cette anatomie, et manifestait l'intention de le publier. Je puis ajouter qu'il n'était pas plus avancé l'année dernière, quand j'eus l'honneur de le recevoir. C'est ce qui me décide à publier cette note, sans le dessin que mon savant confrère a conservé.

A part la différence due à l'absence complète de lobes et de nerfs olfactifs, on trouve entre les différentes paires céphaliques du marsouin les mêmes connexions que l'on connaît entre les paires de nerfs céphaliques des autres mammifères.

Rameau nasal. — Toutefois, je crois devoir indiquer quelques différences qui m'ont paru dignes d'attention. Le rameau de la première branche de la cinquième paire qui se distribue à la membrane muqueuse des évents, est bien évidemment l'analogue du rameau nasal. J'ai été frappé du volume considérable qu'il présente chez le marsouin. Ce nerf serait-il le siége d'un sens plus ou moins analogue au sens de l'odorat? En faisant passer l'eau par leurs

(1) Unus autem superest ordo, quem hac in re a nemine anatomico adhuc examinatum scio, cetaceorum, quorum nervum sympaticum præ cœteris cupidus essem cognoscendi. — V. *Anatomia comparata nervi sympathici auctore,* E.-H. Weber, Lipsiæ, 1817, in-8o, p. 8.

(2) Auch das ganglien system der cetaceen ist noch nicht untersucht. — V. Rapp : *Die cetaceen zoologisch anatomisch dargestellt.* Stuttgard, und Tubingen, 1837, in-8o, p. 123.

(3) *Leçons d'anatomie comparée,* par G. Cuvier, recueillies et publiées par Duméril et Laurillard, t. III, p. 284.

évents, les cétacés chercheraient-ils à découvrir, à l'aide d'une espèce d'olfaction, le voisinage de leur proie ou de leurs ennemis?

Ganglion ophthalmique. — Le ganglion ophthalmique est situé, comme dans la plupart des mammifères, en dehors et un peu en dessous du nerf optique qui est remarquable par sa longueur. Ce ganglion reçoit encore, comme dans les autres mammifères, des racines de la troisième, de la cinquième et de la sixième paires. La plupart des nerfs ciliaires viennent de ce ganglion.

Connexions nerveuses. — Les connexions que l'on connaît depuis longtemps dans les autres mammifères, et les connexions analogues que nous avons décrites dans les oiseaux, les reptiles et les poissons : 1° entre la seconde branche de la cinquième paire et le nerf facial; 2° entre ce dernier, le nerf auditif, le glosso-pharyngien et le ganglion cervical supérieur, existent également dans le marsouin.

Rapport entre la situation des racines du nerf accessoire et les circonvolutions cérébrales. — Les racines de l'accessoire appartiennent à toute la portion cervicale de la moelle, et les plus inférieures semblent appartenir à la région dorsale. Chez l'homme et le plus grand nombre des mammifères, où les circonvolutions cérébrales sont bien marquées, les racines de l'accessoire sont situées entre les racines des nerfs moteurs et celles des nerfs sensitifs; mais toujours plus près des dernières que des premières. A mesure que les hémisphères cérébraux diminuent et que les circonvolutions tendent à s'effacer, on voit les racines de l'accessoire se rapprocher des racines postérieures ou sensitives, puis émerger de la face postérieure de la moelle ou des faisceaux sensitifs. Telle est la disposition que présentent tous les mammifères dont la surface des hémisphères cérébraux est aussi lisse ou aussi dépourvue de circonvolutions que ce que l'on prend encore pour des hémisphères cérébraux dans les oiseaux, les reptiles et même les poissons. La situation des racines de l'accessoire du marsouin présente donc une exception; car, d'un côté, les racines de son nerf accessoire naissent des faisceaux postérieurs de la moelle, comme dans les oiseaux et les reptiles; et de l'autre, le nombre et le volume de ses circonvolutions cérébrales ne sont surpassés que chez l'éléphant et chez l'homme.

L'accessoire sort du crâne avec le pneumo-gastrique. Le faisceau nerveux produit par leur réunion reçoit aussitôt un grand nombre de filets de la portion supérieure du ganglion cervical supérieur. Ces filets traversent une petite masse ganglionnaire, qui forme comme une espèce de couronne ou de bonnet à la tête ou partie supérieure du premier ganglion cervical. C'est la première fois que je rencontre une pareille disposition dans les mammifères. L'aigle m'avait déjà présenté un ganglion supérieur bilobé, dont le plus petit lobe occupait, comme dans le marsouin, la partie supérieure et un peu latérale du ganglion, et se trouvait, encore comme dans le marsouin, en connexion avec le glosso-pharyngien, le facial, le pneumo-gastrique, l'accessoire et l'hypoglosse.

La face postérieure du ganglion cervical supérieur donne naissance à plusieurs filets. Les deux premiers se perdent dans le faisceau du pneumo-gastrique; trois autres fournissent aux plexus cardiaque et bronchique.

J'ai suivi la distribution du pneumo-gastrique sur les bronches, et je n'ai été arrêté que par la ténuité de leurs divisions, qui conservent encore de nombreuses portions cartilagineuses avec un diamètre de 1 à 2 millimètres. Le pneumo-gastrique se distribue non-seulement à la membrane muqueuse bronchique, mais encore au tissu musculaire, dont la présence, ainsi que celle du tissu élastique, est facile à constater, même dans les plus petites bronches.

Une des particularités offertes par le grand sympathique du marsouin est cette espèce de couronne ganglionnaire, unie au ganglion cervical supérieur par de nombreux filets que l'on peut suivre jusqu'au faisceau nerveux formé par le pneumo-gastrique et l'accessoire.

Dans l'homme, l'orang-outang, l'éléphant des Indes et un petit nombre d'autres mammifères, les ganglions de la région cervicale sont en connexion directe au moyen d'un faisceau nerveux libre; ce qui revient à dire que la portion cervicale du grand sympathique n'est point contenue dans une même gaîne celluleuse avec le pneumo-gastrique, comme dans les carnassiers, les ruminants et un grand nombre d'autres mammifères.

Le grand sympathique n'a que deux ganglions pour la région cervicale : l'inférieur, de forme conique, surpasse à peine en volume la moitié du ganglion supérieur; il en sort cinq nerfs : deux se rendent au plexus cardiaque; deux autres se rendent, l'un à l'artère bronchique, l'autre au plexus artériel intra-thoracique ; le cinquième nerf se rend à l'artère sous-clavière, sur laquelle il se divise en forme de plexus. Le premier ganglion thoracique que recouvre la veine azygos, recouverte elle-même par le plexus artériel, fournit deux nerfs volumineux au plexus bronchique postérieur. Je n'ai trouvé que six ganglions thoraciques; ils sont plus éloignés de la colonne vertébrale que dans l'homme, ils sont aussi beaucoup moins volumineux, et le sixième était bilobé. Situé près du bord supérieur ou antérieur de chaque côte, chaque ganglion se trouve en connexion, par l'intermédiaire de plusieurs filets, avec le nerf spinal correspondant. Les nerfs splanchniques naissent des quatre derniers ganglions, et un petit ganglion se rencontre sur le trajet d'un des nerfs splanchniques, comme dans l'homme et la plupart des mammifères.

Je n'ai point étudié la portion abdominale du grand sympathique.

En résumé : 1° le marsouin n'a ni lobes ni nerfs olfactifs (1); 2° le rameau nasal est très-développé et se distribue à la membrane muqueuse des évents; 3° les connexions du ganglion ophthalmique sont les mêmes que dans les autres mammifères; 4° les connexions connues dans les mammifères entre la seconde branche de la cinquième paire et le nerf facial, entre ce dernier, le nerf auditif, le glosso-pharyngien et le ganglion cervical supérieur, existent dans le marsouin; 5° le nerf accessoire naît du faisceau postérieur de la moelle épinière par de nombreuses racines très-rapprochées les unes des autres comme dans les oiseaux; 6° le pneumo-gastrique fournit de nombreux filets nerveux aux tissus contractiles et à la membrane muqueuse des bronches; les artères et les veines reçoivent aussi de nombreux filets nerveux du pneumo-gastrique; 7° le marsouin n'a que deux ganglions pour la région cervicale; ils sont moins volumineux que dans l'homme; 8° la région thoracique n'a que six ganglions ou sept, en comptant le sixième qui est bilobé pour deux; ils sont aussi moins volumineux que dans l'homme et les autres mammifères.

(1) Ce que l'on sait depuis longtemps.

EXPLICATION DES PLANCHES.

Planche I. — *Nerf trifacial de l'éléphant des Indes.*

1 Nerf trifacial ou cinquième paire de grandeur naturelle.
2 Branche ophtalmo-nasale.
3 Branche maxillaire supérieure.
4 Troisième branche du trifacial.
5 Nerf maxillo-labial.
6 Nerf lingual.
7 Nerf maxillaire inférieur.
8 Masse de substance ganglionnaire commune à la deuxième et à la troisième branche du trifacial.
9 Masse de substance ganglionnaire donnant des filets nerveux au nerf lingual et au nerf maxillaire inférieur.
10 Ganglion du trifacial donnant des nerfs à l'artère carotide externe.
11 Sixième paire ou moteur oculaire externe.
12 Quatrième paire.
13 Hypoglosse.
14 Grand sympathique.
15 Branche de l'artère carotide interne.

Planche II. — *Face inférieure de la tête, de la région cervicale et de la partie antérieure de la cavité thoracique de l'ornithorhinque* (Ornithorhincus paradoxus).

CAE Conduit auditif externe, son pavillon caché en partie.
CA Cornet ou conque auditive externe entièrement recouverte par la peau.
D Muscle digastrique.
KG Muscle kérato-glosse.
ML Muscle maxillo-labial.
MH Muscle mylo-hyoïdien.
M Muscle masséter.
GSM Glande sous-maxillaire, avec son conduit excréteur.
1 Nerf pneumo-gastrique.
2 Nerf récurrent.

Le cœur, la trachée et la glotte, dont la forme est remarquable, n'ont pas besoin d'indication. — La planche suivante donne des indications sur le système nerveux, qui permettent de comprendre tous les détails de la planche II.

Planche III.

AD Aorte descendante.
AO Aorte.
AO' ou AOC Artère omoïde.
ASG Artère sous-clavière gauche.
CDH Carotide droite.
CG Carotide gauche.
F Tronc innominé donnant naissance à la carotide primitive droite, à l'artère omoïde et à la sous-clavière droite.
VC et VCS Veine cave supérieure.
VSC Veine sous-clavière.
C Cœur.
P Poumons.
1 Pneumo-gastrique.
2-2 Nerf récurrent.
3, 4, 5, 6, 7 et 8 Rameaux du pneumo-gastrique, qui font partie des plexus cardiaque et bronchique.
9-9 Rameau du nerf récurrent.
10-11 Nerfs cardiaques fournis par la branche n° 5.
12 Ganglion cervical inférieur.
13 Sympathique.
14-15 Filets nerveux contenus dans l'enveloppe celluleuse du pneumo-gastrique qui se perdent dans le ganglion cervical inférieur.
16 Portion thoracique du sympathique.
17 Nerf se rendant du ganglion cervical inférieur au plexus brachial.
18, 19, 20 et 21 Nerfs du ganglion au plexus cardiaque.
22, 23, 24 et 25 Nerfs du ganglion au plexus cardiaque et bronchique.
26, 27, 28 et 29 Nerfs provenant du pneumo-gastrique et de la portion cervicale du sympathique se rendant au plexus cardiaque antérieur.
30 et 30' Nerfs cardiaques.

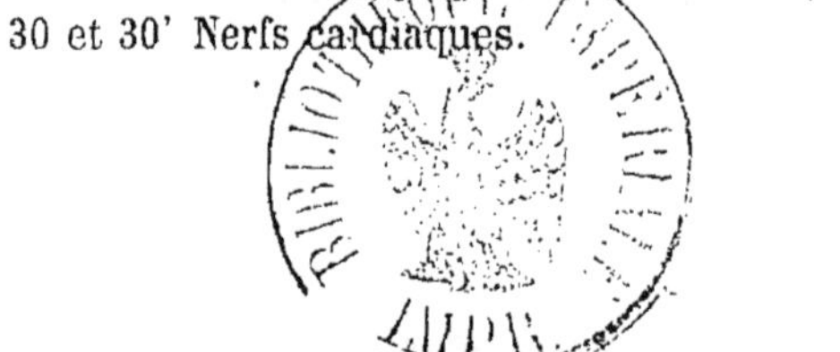

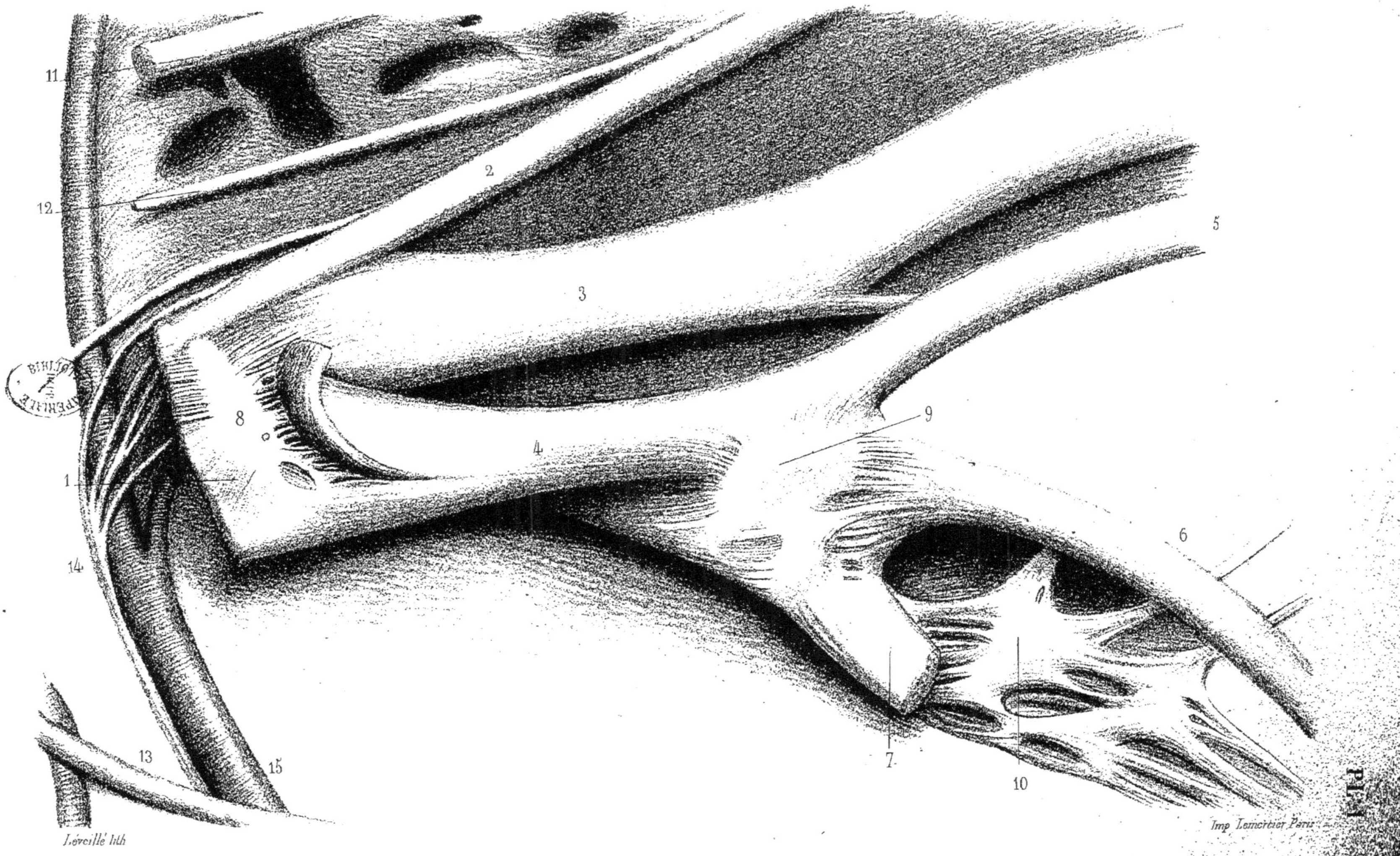
PL. 1
1
2
3
4
5
6
7
8
9
10
11
12
13
14
15
Léveillé lith
Imp. Lemercier Paris

PL. 2

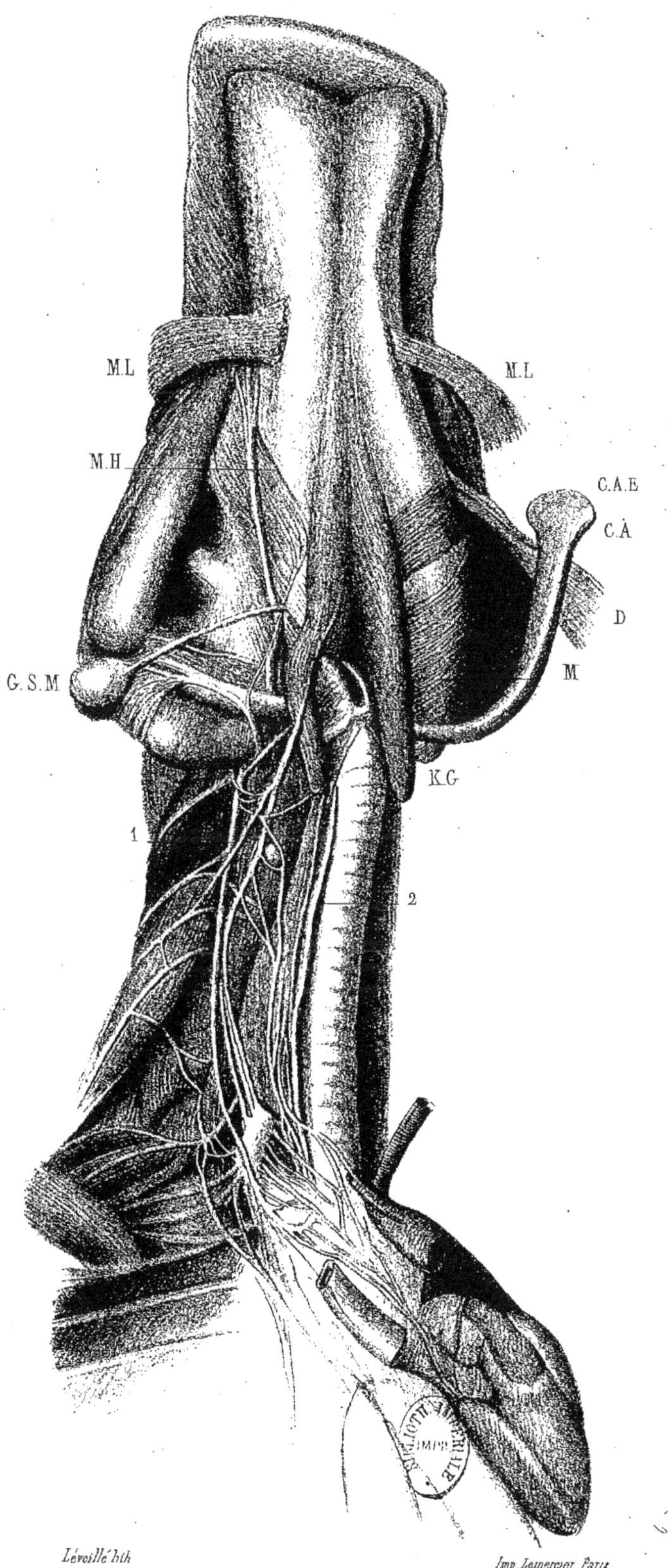

Léveillé lith.

Imp. Lemercier, Paris

PL.3.

15
13
26
27
C D
1
14
28
29
2
9
12
18
19
20
A.O
17
C.G
16
H
V.C
24
23
5
V S C
10
F
6
30
2
11
7
3
A.S.G
4
V.C.S
8
A D
30'
A
P
P
P
C
P
P
Leveillé lith.
Imp. Lemercier, Paris

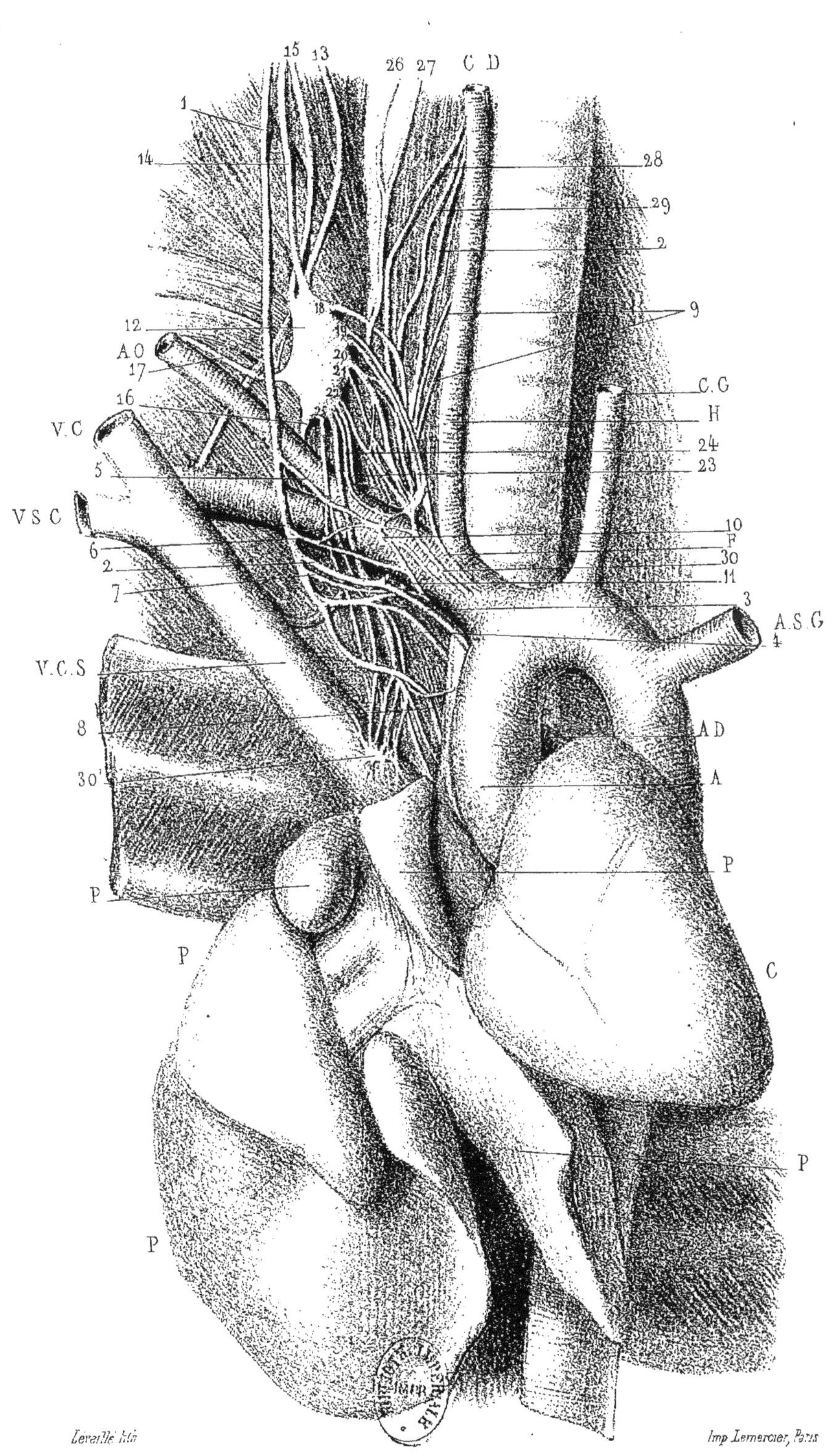